中国人民解放军健康教育中心　组织编写

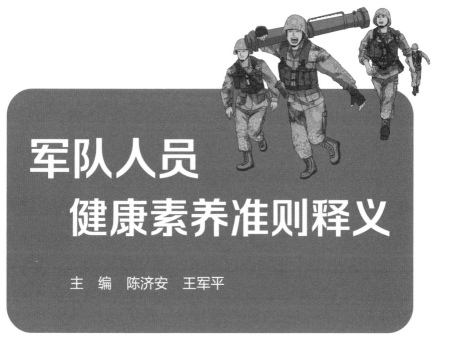

军队人员
健康素养准则释义

主　编　陈济安　王军平

U0288060

人民卫生出版社
·北　京·

图书在版编目（CIP）数据

军队人员健康素养准则释义 / 陈济安，王军平主编
. —北京：人民卫生出版社，2023.8（2024.12重印）
ISBN 978-7-117-34959-8

Ⅰ.①军…　Ⅱ.①陈…②王…　Ⅲ.①军队卫生–健康教育　Ⅳ.①R821

中国国家版本馆CIP数据核字（2023）第107247号

人卫智网	www.ipmph.com	医学教育、学术、考试、健康， 购书智慧智能综合服务平台
人卫官网	www.pmph.com	人卫官方资讯发布平台

军队人员健康素养准则释义

Jundui Renyuan Jiankang Suyang Zhunze Shiyi

主　　编：陈济安　王军平
出版发行：人民卫生出版社（中继线 010-59780011）
地　　址：北京市朝阳区潘家园南里19号
邮　　编：100021
E - mail：pmph @ pmph.com
购书热线：010-59787592　010-59787584　010-65264830
印　　刷：天津市光明印务有限公司
经　　销：新华书店
开　　本：889×1194　1/32　印张：3.5
字　　数：78千字
版　　次：2023年8月第1版
印　　次：2024年12月第2次印刷
标准书号：ISBN 978-7-117-34959-8
定　　价：29.00元

打击盗版举报电话：010-59787491　E-mail：WQ @ pmph.com
质量问题联系电话：010-59787234　E-mail：zhiliang @ pmph.com
数字融合服务电话：4001118166　E-mail：zengzhi @ pmph.com

编者名单

名誉主编 糜漫天

主　编 陈济安　王军平

副主编 荣红辉　武书兴　李浴峰　许顺雄

编　者（以姓氏笔画为序）

马翔宇　王　征　王永彬　王明礼　王明霞
卢　路　吕胜青　仲　博　刘华磊　许志伟
孙金海　李凤菊　李国凯　杨学森　吴宝利
张　玲　张　泉　陈伏生　陈宗涛　易　龙
易大莉　罗　婷　金　鹏　郑传芬　孟　涛
赵洪梅　赵增炜　胡小兵　胡明冬　胡新光
胡翰林　殷　瑛　高　萍　郭　田　郭宏霞
席　芳　唐尉杰　曹春霞　曹勇平　曹德康
龚　磊　彭　毅　葛晓翔　傅建国　雷恩宇
窦　雄　熊晓涛

健康素养是指个人获取和理解基本健康信息和服务，并运用这些信息和服务作出正确决策，以维护和促进自身健康的能力。军队人员健康不仅是没有伤病，而是体能、智能、心理、血性和环境适应的强健状态。

2021年10月22日，军队爱国卫生运动委员会正式发布了《军队人员健康素养准则》（以下简称《准则》），有力规范了新时代军队人员应该具备的基本健康素养。该《准则》可为培养"四有"新时代革命军人发挥健康维护促进作用，为保障部队能打胜仗提供强健体能体魄支撑。

该《准则》采用科学的研究方法，经专家团队多次论证，最终确定为4大板块，共48条核心内容，包含基本健康理念（6条）、基本健康知识（15条）、基本健康行为（12条）、基本健康技能（15条），是所有军队人员都应该学习和掌握的基本健康素养。

为更好地做好《准则》的宣传、贯彻工作，全军健康教育中心作为该《准则》牵头编制单位，组织专家进一步对每个条目撰写释义，并绘制了精美的漫画配图，现整理成册供广大战友阅读。

衷心希望战友们能通过这本图文并茂的图书，树立新时代健康观念，掌握健康知识和健康技能，养成健康的生活方式及行为，同时提升自我健康管理能力，为健康强军事业添砖加瓦，更为部队战斗力的提升保驾护航。

编者

2022年12月

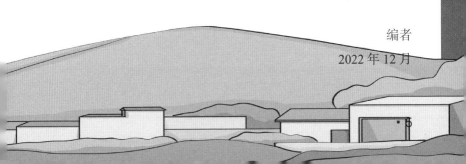

目录

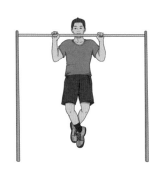

基本健康
理念

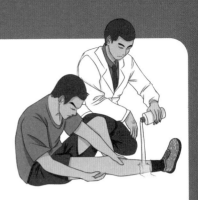

基本健康知识

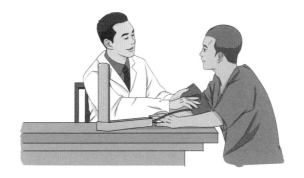

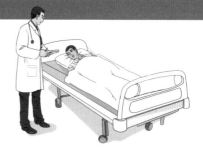

基本健康
行为

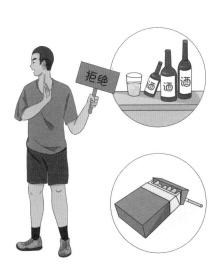

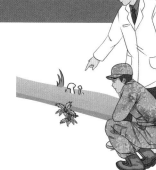

基本健康技能

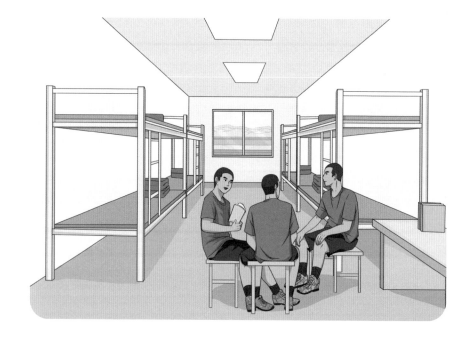

基本健康理念

1 军队人员健康不仅是没有伤病，而是体能、智能、心理、血性和环境适应的强健状态

释义

军队人员肩负特殊使命，因此也有着比普通公民更高的健康要求，特别是在体能、智能、心理、血性和环境适应能力 5 个维度上应表现出不同层次的个性化要求。

体能 ▶ 是身体健康的重要指标，表现为体格健壮、人体各器官功能良好、可满足军事作业及军事行动等对体能的要求。

智能 ▶ 表现为具有良好的自我认知，较强的学习力、理解力、判断力、解决实际问题的能力等，是圆满完成作战任务的基础。

心理 ▶ 表现为能够恰当评价自己和周围的人和事，情绪稳定，行为有目的性、不放纵，可自主应对生活、训练、军事作业及作战行动中的压力，能正常学习、工作，并能适应部队生活。

血性 ▶ 指军队人员应当具有忠义赤诚的品性。表现为具有"一不怕苦、二不怕死"的革命精神，"召之即来、来之能战、战之必胜"的信念，以及"不畏牺牲、敢于亮剑、勇于斗争"的勇气。

环境适应 ▶ 表现为在军营、家庭、社会及人际交往中能保持平衡与协调，能够适应现代战争环境，可以承受各种恶劣条件的考验。

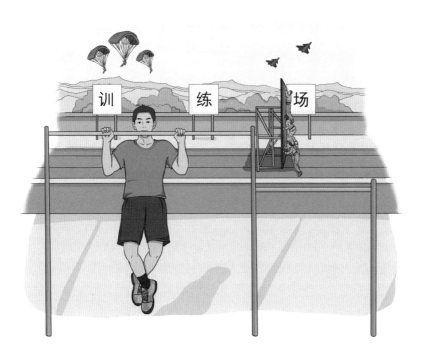

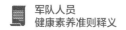
 健康是部队能打胜仗的基础支撑，保健康就是保
战斗力

释义

习近平总书记指出："在战争制胜问题上，人是决定因素，无论时代条件如何发展，战争形态如何演变，这一条永远不会变。"军队人员保持健康是战争制胜的基础，提升健康水平就是保护战斗力。

树立"保健康就是保战斗力"的理念。现代战争对军队人员的综合素质提出更高、更新、更严的要求，强调个体在体能、智能、心理、行为等方面均须达到最佳军事表现，能适应各种极端环境。军队人员的身心健康直接关系到部队的战斗力，军队人员被视为最重要的武器系统，实施全服役周期、全方位健康强健计划，旨在提升整体健康水平，达到最佳功能状态。

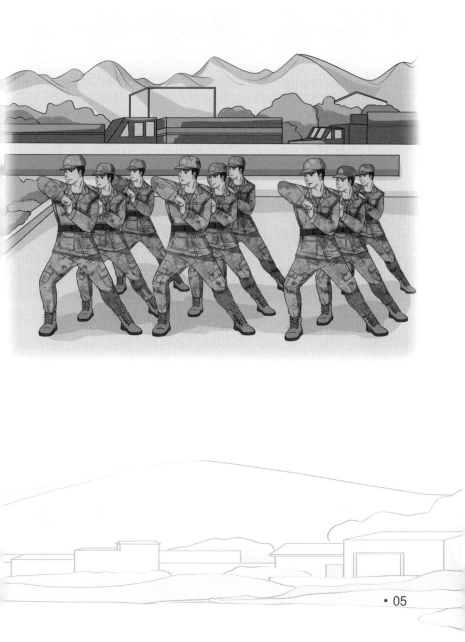

3 官兵人人都是自身健康的第一责任人，坚持从自我做起、持久改造、点滴养成

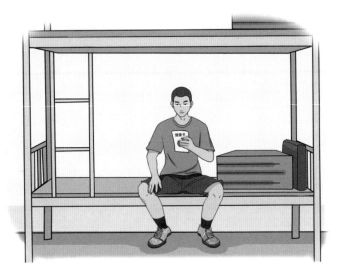

释义

世界卫生组织明确影响人类健康和寿命的因素取决于4个方面：生物学因素（占15%）、环境因素（占17%）、卫生服务因素（占8%）、个人行为与生活方式（占60%）。《健康中国行动（2019—2030年）》中明确指出"每个人是自己健康的第一责任人"。加强自我健康管理对提高个人健康水平是行之有效的，对提高群体健康水平也是最经济、有效的策略。

军队人员应当坚持健康的生活方式，把健康融入部队生活的各

个方面。按照科学的方法，加强自身在膳食、睡眠、体重、训练等方面的管理，杜绝吸烟、酗酒等不健康行为，自我约束、自我改变，从点滴生活小事做起，持之以恒，逐渐养成良好的健康行为与生活方式，提升自身健康水平。

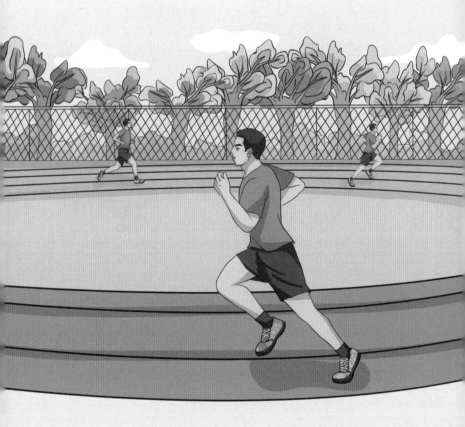

4 自觉摒弃陈规陋习和不良生活习惯，培塑文明健康、绿色环保、饮食安全、能力强健的新风尚

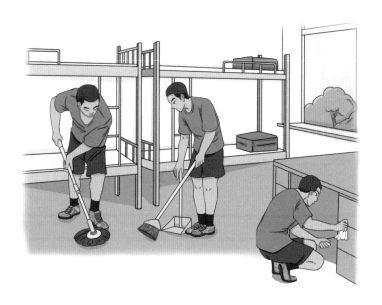

释义

　　新时代倡导良好的社会风尚，走共同富裕道路，大力推进生态文明建设，努力建设健康中国、美丽中国，实现中华民族永续发展，这对军队人员健康行为方面提出了更高的要求。

军队人员要积极主动为营造健康军营大环境贡献力量，树立"健康是战斗力，保健康就是保战斗力"的军事健康理念，正确认识健康与战斗力生成的辩证关系，自觉摒弃陈规陋习和不良生活习惯，倡导文明、健康、绿色环保新风尚。当饮食安全、饮水安全、环境安全、生物安全等遭受威胁时，要懂得用科学、健康、文明的行为积极应对，逐步成长为健康合格的新时代军人。

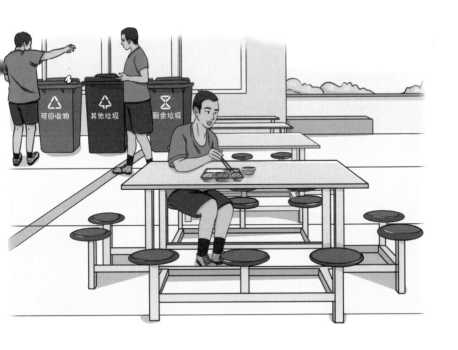

5 伤病是可以预防的，传染病是可防可控的

释义

军队人员要牢固树立"预防为主"的方针，对于疾病防治要大力推动"关口前移、重心下移"，尽早转变观念，未雨绸缪，养成良好的行为习惯，真正认识到"预防大于治疗"才是健康的真谛，避免把小病拖成大病、把小伤积成重伤，使官兵在身体健康的基础上实现精武强能。

传染病是由各种病原体引起的，能在人与人、动物与动物或人与动物之间相互传播的一类疾病。传染病传播的规律早已被人们所了解，针对传染病传播的"三环节"（传染源、传播途径、易感人群）及"两因素"（社会因素、自然因素），只要能够早预防、早发现、早报告、早诊断、早治疗，传染病就可防、可控。

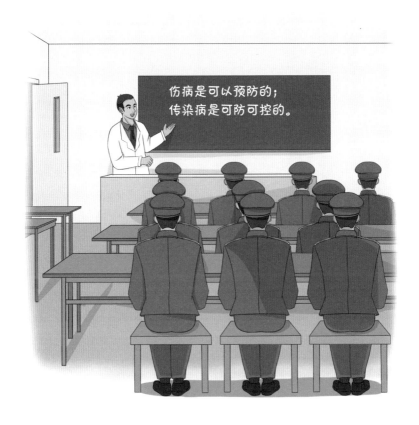

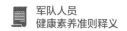
 科学训练可以预防和减少军事训练伤病的发生

释义

《军事训练健康保护规定》中将军事训练伤定义为：因军事训练导致参训人员机体组织结构或者器官的损伤，简称训练伤。通过科学组训、科学施训、科学参训可以有效预防训练伤病的发生。

军事训练健康保护应当遵循统一组织、部门协同，科学施训、强化监管，预防为主、防治结合，科技支撑、全维保护的原则。组训人员应科学制订训练计划和实施方案，合理安排训练负荷，明确技术要领和训练要求，组织训练监管、医学监督和人员培训，做好训练场地、设施、装备等保障工作。施训人员应讲解训练要求、技术要领和注意事项，做好技术示范和演示，了解训练负荷量，适当调整训练计划。参训人员应树立训练防护意识，规范掌握训练科目的技术要领和注意事项，做好训练前的准备、训练中的防护和训练后的整理工作。

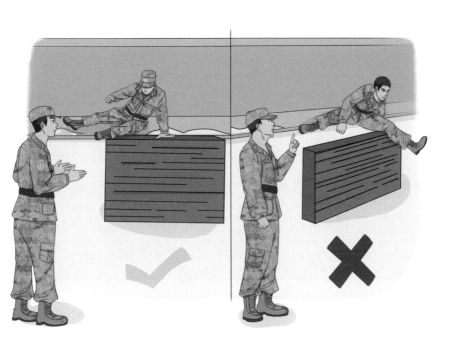

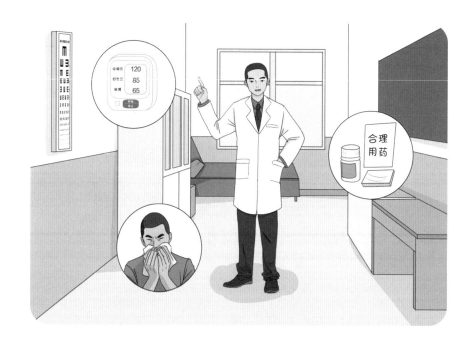

基本健康知识

传染病防控的三个关键环节是控制传染源、切断传播途径和保护易感人群

释义

控制传染源、切断传播途径、保护易感人群是传染病防控的主要策略。

控制传染源的措施	严格管理传染源，一旦发现传染病源要及时上报；对患者进行隔离治疗；捕杀染疫动物；严格执行检疫措施。
切断传播途径的措施	应对呼吸道传染病，应保持空气流通，科学佩戴口罩，保持社交距离，减少室内聚集，必要时进行空气消毒；应对消化道传染病，应管理饮食和粪便，保护水源，除"四害"，注意个人卫生；应对虫媒传染病，应大力开展爱国卫生运动，采取综合措施防虫、驱虫、杀虫；应对血液和性传播疾病，应加强教育引导，科学防治，洁身自好，强化血液制品管理。
保护易感人群的措施	落实预防接种，提高机体免疫力；平时科学搭配饮食，保持充足睡眠，加强体育锻炼，开展健康教育；发生传染病疫情后，严格落实人员管控措施，减少人员聚集。

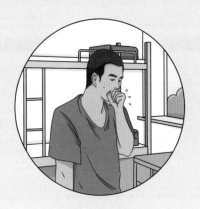

控制传染源

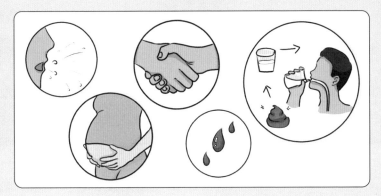

切断传播途径

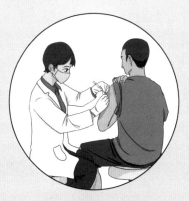

保护易感人群

8 接种疫苗是主动预防传染病的有效措施

释义

　　疫苗是指所有用减毒或杀死的病原生物（细菌、病毒、立克次体等）或其抗原性物质所制成，用于预防接种的生物制品。接种疫苗是预防传染病最有效、最经济的手段。《军队预防接种管理办法》等相关文件规定，新兵和新入伍学员应当在集训期间接种麻腮风疫苗、流脑疫苗和乙肝疫苗；驻疫区部队或者在疫区执行军事任务时，可根据需要有针对性地为官兵接种破伤风疫苗、流感疫苗、天花疫苗、鼠疫疫苗、炭疽疫苗及黄热病疫苗等。同时，还应强化预防接种管理，严格按照接种程序、方法进行疫苗接种，并做好登记、统计和免疫效果评价等工作。

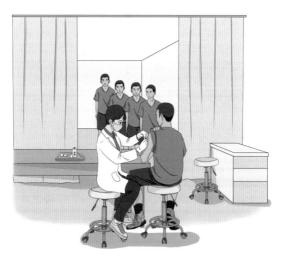

9 呼吸道传染病主要通过患者或隐性感染者的空气飞沫传播，也可以通过密切接触或间接接触传播；科学佩戴口罩、勤洗手、常通风、少聚集、保持社交距离、加强锻炼，可以有效预防新冠肺炎、腺病毒感染、流感等传染病传播流行

释义

人群对多数呼吸道传染病普遍易感，通过接种疫苗可获得一定免疫力。部队具有集体生活的特点，更要重视呼吸道传染病的预防。可采取以下措施预防疾病。

（1）开窗通风，保持室内空气新鲜。

（2）搞好营区卫生，保持环境清洁。

（3）养成良好的卫生习惯，不随地吐痰，勤洗手，戴口罩。

（4）经常锻炼，保持营养均衡，提高自身免疫力。

（5）出现发热、咳嗽等症状时，应及时报告并就医。

针对新型冠状病毒感染疫情，重点采取戴口罩、勤洗手、常通风、少聚集四大关键防控措施。此外，还应特别注意减少人员流动、减少旅途风险等。

麻疹病毒

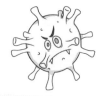

腺病毒

科学佩戴口罩

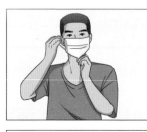

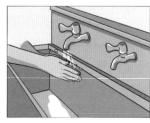

勤洗手

常通风

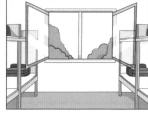

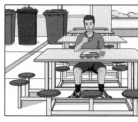

少聚集

保持社交距离

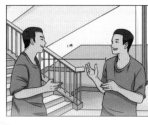

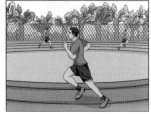

加强锻炼

新型冠状病毒

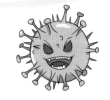

流感病毒

10 消化道传染病主要通过粪－口途径传播；勤洗手、不喝生水、注意饮食卫生，可以有效预防霍乱、伤寒、菌痢等传染病发生

释义

消化道传染病可以通过粪－口途径，或者接触被污染的水源、食物、餐具等进行传播。食用被污染、变质的食物，饮用被污染的水，或者与患者共用餐具，与患者接触之后未洗手就进食等，都会导致消化道传染病的传播。

常见的消化道传染病有霍乱、甲型肝炎、戊型肝炎、细菌性痢疾、伤寒、副伤寒及诺如病毒感染等。预防传染的措施主要包括：实行分餐制，饭前便后洗手，不喝生水，加强部队食堂、水源和生活服务中心的管理，提高自我防护意识等。

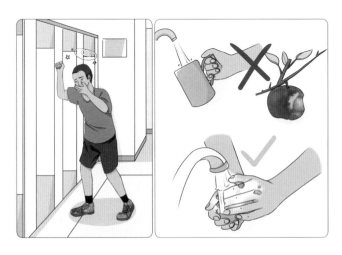

肺结核主要通过患者咳嗽、打喷嚏、大声说话等产生的飞沫传播；出现咳嗽、咳痰 2 周以上或痰中带血，应当及时就医；坚持规范治疗，大部分肺结核患者能够治愈

释义

肺结核病是由结核分枝杆菌引起的呼吸道传染病。痰检显示有结核菌的患者存在传染性，具有传染性的患者咳嗽、打喷嚏、大声说话时所产生的飞沫核（微小颗粒）可传播结核菌。健康人吸入带有结核菌的飞沫就可能感染，感染结核菌的人如果自身免疫力低或感染的菌量大、毒力强，就可能发病。

连续两周以上咳嗽、咳痰或痰中带血是肺结核的常见症状。如果对症治疗两周无效或同时痰中带有血丝，就有可能是患上肺结核，应及时报告，并到结核病定点医院或者结核病防治机构就诊。早期诊断、及时治疗可以提高患者的治愈率，并可降低传染他人的可能性。

肺结核是可以治疗的，而且通过坚持规范的治疗，大部分肺结核患者能够治愈。结核病的治疗必须遵循"早期、规范、全程、联合、适量"5 个原则。初次发现的肺结核治疗时间一般为 6 个月，复

发性肺结核治疗时间一般为 8 个月，治疗周期比较长，所以严格遵医嘱坚持治疗非常关键。如果私自停药或是间断服药，会导致治疗失败、病情复发，还可能出现耐药，增加治疗时间，甚至可能导致死亡。

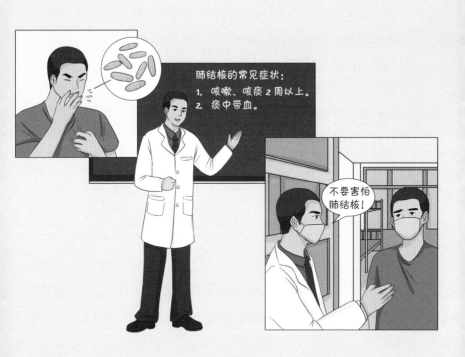

12 艾滋病、乙肝和丙肝通过血液、性接触和母婴三种途径传播，日常生活和工作接触不会引发感染

释义

　　血液传播是经接触带有病原体的血液而感染的方式，主要是通过输血和血液制品或注射针头引起传播。如与感染者共用针头和针具、输入被感染者的血或血成分、移植感染者的组织或器官等均可造成传播；与感染者共用剃须刀和牙刷，或文身和针刺工具也可能引起传播。性接触传播是通过无保护性行为引起传播，不使用安全套的性行为就会由于生殖体液的接触而传播。母婴传播，即垂直传播，是指感染病毒的母亲经胎盘或分娩将病毒传给胎儿，也可以通过哺乳传给婴儿。

　　艾滋病、乙型肝炎和丙型肝炎病毒都不会借助空气、水或食物传播。在日常工作和生活中，与艾滋病、乙型肝炎和丙型肝炎患者或感染者的一般接触不会被感染。艾滋病、乙型肝炎和丙型肝炎病毒一般不会经马桶圈、电话机、餐饮具、卧具、游泳池或公共浴池等公共设施传播，不会通过一般社交上的握手、拥抱传播，也不会通过咳嗽、蚊虫叮咬等方式传播。

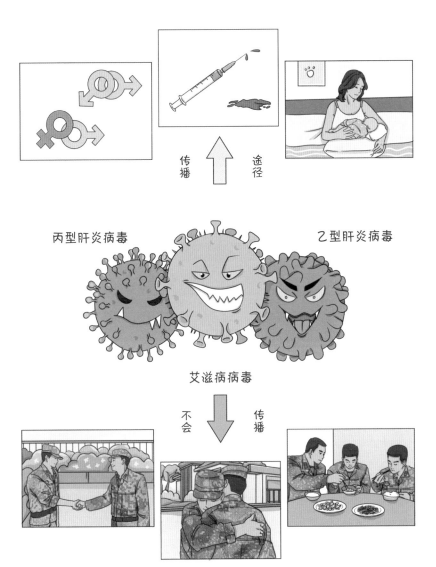

传播　途径

丙型肝炎病毒　　　乙型肝炎病毒

艾滋病病毒

不会　传播

高血压、高脂血症、高尿酸血症和糖尿病等慢性疾病，可以通过加强锻炼、控制饮食进行预防

释义

高血压是指血液在血管中流动时对血管壁造成的压力值高于正常值。在未使用降压药物的情况下，非同日 3 次测量血压值均高于正常，即收缩压 ≥ 140mmHg 和 / 或舒张压 ≥ 90mmHg，即可诊断高血压。

高脂血症对人体最大危害表现在低密度脂蛋白胆固醇的升高和高甘油三酯血症，这是引发冠心病发展和死亡的高危因素。血脂的控制目标为总胆固醇控制在 4.5mmol/L 以下，甘油三酯控制在 1.5mmol/L 以下，低密度脂蛋白胆固醇控制在 2.6mmol/L 以下；若患有冠心病，低密度脂蛋白胆固醇需控制在 1.8mmol/L 以下；高密度脂蛋白胆固醇男性应高于 1.0mmol/L，女性应高于 1.3mmol/L。

高尿酸血症是指在正常的嘌呤饮食状态下，非同日 2 次空腹血尿酸水平男性高于 420μmol/L，女性高于 360μmol/L，即称为高尿酸血症。该病多是由于摄入嘌呤过多或者嘌呤代谢障碍所致，长期高尿酸血症容易导致痛风，引起关节的红、肿、热、痛，还会累及肾脏导致肾功能异常。

糖尿病是一组由于胰岛素分泌缺陷和 / 或其生物效应降低引起

的以高血糖（空腹血糖 ≥ 7mmol/L 或餐后血糖 ≥ 11.1mmol/L）为特征的慢性、全身性代谢性疾病。临床可以通过血浆葡萄糖检测，或者通过手指血快速诊断，判断检测者是否血糖高。糖尿病患者通常表现为"三多一少"，即多饮、多食、多尿、体重下降。

上述 4 类慢性病都与生活方式有关，均可通过加强锻炼、控制饮食进行预防。

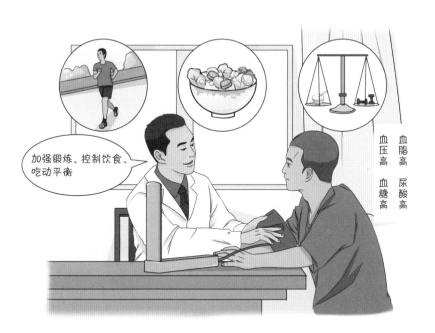

在血吸虫病流行区，官兵接触疫水后，应当及时进行检查或接受预防性治疗；吡喹酮是有效预防和治疗药物

释义

　　血吸虫病是严重危害人体健康的寄生虫病，人和家畜接触了含有血吸虫尾蚴的水体（简称"疫水"），就会感染血吸虫病。血吸虫病一般集中发生在每年的 4～10 月份。

　　预防血吸虫病的措施有：不要接触有钉螺（血吸虫病传播的中间宿主）滋生的江、河、湖、塘及渠等水体；不要在可能含有血吸虫尾蚴的水域中游泳、戏水、打草、捕鱼、捞虾、洗衣、洗菜或进行其他活动，尽量减少接触营区内疫水区域；因生活、训练或参与抗洪任务需要接触疫水时，要采取涂抹防护油膏、穿戴防护用品等措施；接触疫水后，要及时到卫生机构进行检查或接受预防性治疗。

　　吡喹酮是广谱抗寄生虫药物，是预防和治疗血吸虫病的首选药物。

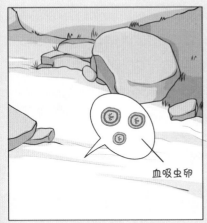

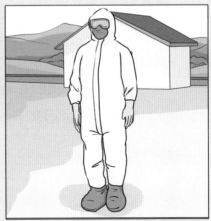

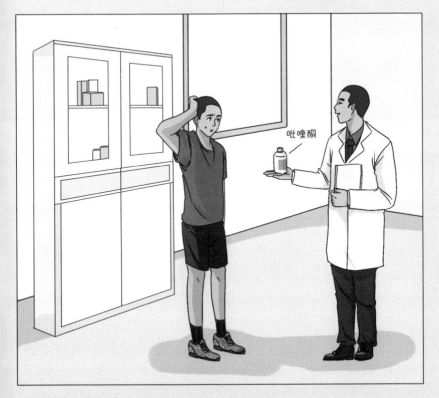

15 军犬和家养犬（猫）应当接种兽用狂犬病疫苗；人被犬（猫）抓伤、咬伤后，应当立即冲洗伤口、消毒，并尽快注射抗狂犬病免疫球蛋白（或血清）和人用狂犬病疫苗

释义

狂犬病是由狂犬病病毒引起的急性传染病，主要由携带狂犬病病毒的犬、猫等动物咬伤所致，一旦发病，病死率可达 100%。

狂犬病暴露分为 3 级。

Ⅰ级暴露： 接触、喂养动物，或者完好的皮肤被舔舐。

Ⅱ级暴露： 裸露的皮肤被轻咬，或者无出血的轻微抓伤、擦伤。

Ⅲ级暴露： 单处或多处贯穿性皮肤咬伤或抓伤，或者破损皮肤被舔，或者开放性伤口、粘膜被污染。

Ⅰ级暴露者，无须进行处置；Ⅱ级暴露者，应当立即处理伤口并接种狂犬病疫苗；Ⅲ级暴露者，应当立即处理伤口并注射狂犬病被动免疫制剂，随后接种狂犬病疫苗。狂犬病疫苗一定要按照程序按时、全程接种。

为控制狂犬病传播，要为军犬、家犬及猫及时接种兽用狂犬病疫苗，防止犬、猫发生狂犬病并传播给人。

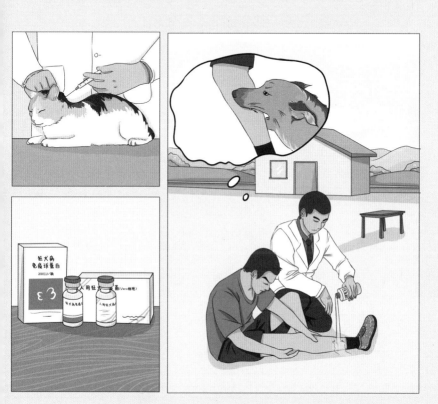

16 蚊子、苍蝇、老鼠、蟑螂等可以传播疾病，应当定期开展环境整治和消杀灭工作

释义

蚊子可以传播疟疾、流行性乙型脑炎、登革热等疾病。要搞好环境卫生，清除地面和坛、罐中的积水，清除蚊子孳生地。根据情况选用纱门、纱窗、蚊帐、蚊香、杀虫剂等防蚊、灭蚊用品，以防止蚊子叮咬。

苍蝇可以传播霍乱、痢疾、伤寒等疾病。控制苍蝇的有效方法是处理好苍蝇的孳生环境，特别是垃圾和粪便。如装好垃圾袋（袋子要完好不能破损，袋口要扎紧）、不乱丢垃圾，不随地大便、处理好宠物的粪便等。同时，需注意保管好食物，防止苍蝇叮、爬，以免污染食物。杀灭苍蝇可使用苍蝇拍、灭蝇灯、杀虫剂及粘蝇纸（带、绳）等。

老鼠可以传播鼠疫、流行性出血热、钩端螺旋体病等多种疾病。要搞好环境卫生，减少老鼠的藏身之地；收藏好食品，减少老鼠对食物的污染。捕捉、杀灭老鼠可以用鼠夹、鼠笼、粘鼠板等捕鼠工具，还可以使用安全、高效的灭鼠药物。要特别注意灭鼠药物的保管和使用方法，防止人畜中毒。

蟑螂可以传播痢疾、伤寒等多种疾病，其排泄物中的蛋白还可引起过敏性鼻炎和哮喘。蟑螂多生活在阴暗潮湿的环境中，因此保

持室内干燥、清洁，可以减少蟑螂的孳生。用餐后，要将食物密闭存放，餐具用热水冲洗干净，炉灶、餐桌和厨房台面等需保持清洁，及时清理垃圾。可用药物或蟑螂粘板杀灭蟑螂。

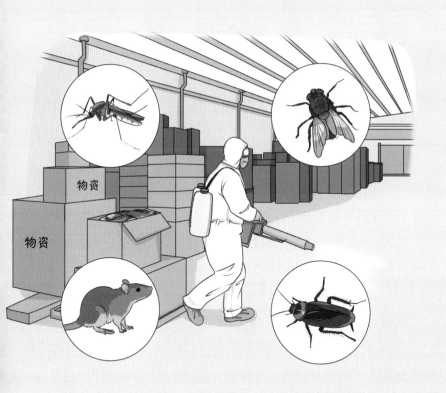

成年人正常血压为收缩压 ≥ 90 且 < 140mmHg，舒张压 ≥ 60 且 < 90mmHg；腋下体温 36～37℃，平静呼吸 16～20 次/分，心率 60～100 次/分

释义

成年人正常血压：收缩压为 90～140mmHg，舒张压为 60～90mmHg。白天略高，晚上略低，冬季略高于夏季。运动、紧张等会导致血压暂时升高。脉压是收缩压与舒张压的差值，正常为 30～40mmHg。当收缩压为 130～140mmHg 或舒张压为 85～90mmHg 时，称血压正常高值，应当向军医咨询。

成年人正常腋下体温为 36～37℃。早晨略低，下午略高，1 天内波动不超过 1℃，运动或进食后体温会略微升高。体温高于正常范围称为发热，低于正常范围称为体温过低。

成年人在安静状态下，正常呼吸频次为 16～20 次/分，老年人略慢。呼吸频次超过 24 次/分为呼吸过速，见于发热、疼痛、贫血、甲状腺功能亢进及心衰等；呼吸频次低于 12 次/分为呼吸过缓。

成年人正常心率为 60～100 次/分。超过 100 次/分为心动过速，低于 60 次/分为心动过缓，心率的快慢受年龄、性别、运动、身体状况和情绪等因素的影响。

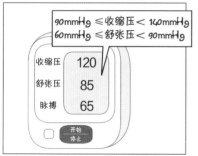

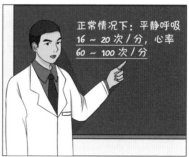

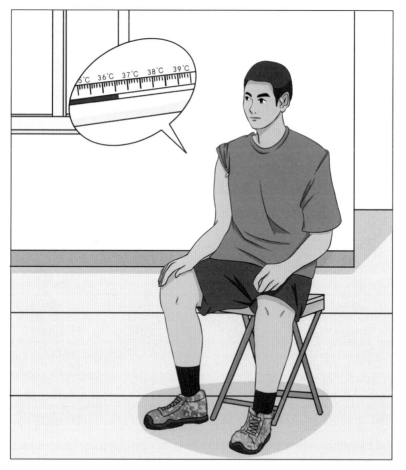

18 心理状态按健康程度分为心理健康、一般心理问题、严重心理问题和心理障碍，心理调节主要有自我调节、心理疏导、心理教育、心理咨询、心理治疗等方法

释义

心理是人们在实践活动中，通过大脑对客观事物的主观能动的反映。心理状态是心理活动的基本形式之一，依据健康程度可分为心理健康、一般心理问题、严重心理问题、心理障碍。

心理健康的标准包括：智力正常，心理行为符合年龄特征，人际关系和谐，情绪积极稳定，意志品质健全，自我意识正确，有良好的适应能力。军人因其职业特殊性，心理健康标准有更高要求，表现为比常人更强的意志力、耐受力、控制力、应对应激的能力等。

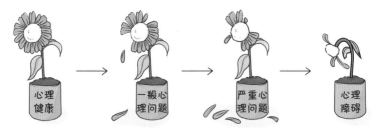

一般心理问题指个体由某事件诱发的焦虑、紧张、害怕、担忧、烦躁等表现，可能引起个体睡眠、食欲改变。该状态只局限于诱发事件本身，反应不甚强烈，持续时间短暂，并没有明显影响到个体的社会功能，可通过自我心理调节得到解决。

严重心理问题指个体由于生活事件诱发的情绪失衡或行为改变，表现为焦虑、抑郁、恐惧等情绪，学习、工作、生活等社会功能受到一定影响。这种变化一般持续 1 个月以上，自我心理调节不能明显缓解或改善，一般可通过专业的心理咨询得到解决。

心理障碍是指个体由于生理、心理或社会原因而导致的各种异常心理、异常行为或异常人格特征。可分为感知障碍、记忆障碍、思维障碍、情感障碍和意志障碍等类别，包括抑郁症、焦虑症、强迫症、疑病症、人格障碍、性心理障碍及精神分裂症等。心理障碍患者不能正常地学习、工作、生活，社会功能严重受损，可通过专业的医学治疗，结合临床心理咨询和治疗得到改善或解决。

心理问题可以通过有效的途径和方法进行调节。心理调节的途径包括调控认知、构建良好的社会支持系统、确立明确目标、意义寻觅、心理行为训练等。具体方法包括深呼吸、听音乐、绘画、阅读、运动、助人、适当宣泄、积极暗示、倾诉等。军队人员要善于不断寻求适合自己的心理调节有效途径和方法，提升心理健康水平。

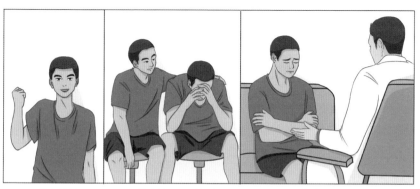

自我调节 　 心理疏导、心理教育 　 心理咨询、心理治疗

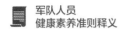

19 战斗心理应激是军人在作战情境中产生的生理和心理的紧张状态

释义

　　战斗应激是军人在作战情境中经历了重大压力事件，从而产生的期待性、预测性，在躯体上、认知上、情感上及行为上的急性或慢性反应。其造成的不同程度的后续影响可以持续数周。

　　军人在 4 个领域有可能会表现出许多不同的应激症状：生理领域（如疲劳／衰竭、危急情境下的麻木和／或激动、恶心／呕吐、失眠、精神运动性不安）；认知领域（如注意力难以集中、失忆、梦魇、闪回、人格解体）；情绪领域（如恐惧与绝望、心境不定、愤怒）；行为领域（如行为不端、粗心大意、易冲动）。

　　不同个体战斗应激的影响有一定个体差异。对大多数人来说，这种应激可以激发杀敌情绪，甚至奋不顾身的英雄行为，有可能持续数日或者数周；也有少数人会出现消极情绪，害怕见到激烈的战斗场景。无论是积极的还是消极的情绪，无论个体的应激反应有多大差异，我们都应予以理解。

　　战斗应激的管理方法主要包括心理教育、心理晤谈、认知疗法、持续暴露疗法、药物疗法等。如果能够得到有效管控，军队人员的心理健康就能够获得充分保护，进而有效保障部队战斗力。

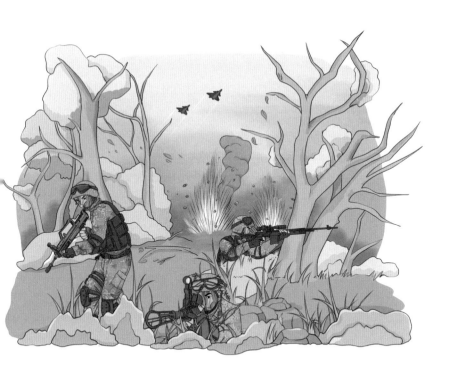

20 性心理是一种正常的心理反应，树立健康的性观念，正确处理婚恋问题

释义

性心理是指围绕性心理变化、性别特征、性要求以及性行为而产生的认知、情感、观念、需要和经验等心理活动。部队群体95%以上都是青年男性，正处于性成熟期，出现性好奇、性吸引、性兴趣、性幻想、性冲动等均属于正常的生理和心理现象。

军队人员常见的性心理问题包括性意识的困扰、性行为的心理困扰。青年官兵基本都有来自性意识的困扰，比如被异性吸引的体验、常想到性问题、做性梦、遇到异性脸红等，这种困扰通常只带来一般程度的不安和躁动。但当其达到严重程度时，就会产生心理问题，继而影响学习、训练、生活和休息等。

青年官兵应了解基本的性知识，接纳自身对性的生理和心理需求，正确处理性冲动。出现性冲动时，不要有羞耻感和自责心理，更不要一味地压制，应主动采取应对措施。如积极参加文体活动，培养兴趣爱好，转移注意力，有意识地克制性冲动等。洁身自好，遵守道德规范和社会法律，不采用不健康的行为解决性冲动。

官兵所处的环境和工作性质决定了其婚恋观的特点。两年义务兵原则上不应谈恋爱，原来有恋人的要积极与对方沟通，取得对方的理解和支持。在婚姻家庭中认识自己在家庭中丈夫／妻子、父亲／母亲、儿子／女儿的角色，承担相应的职责和义务。婚前要做好心

理准备，双方要充分了解并有一定的感情基础，客观地想象新生活的状态，做好迎接新生活的心理准备，对夫妻性生活的知识也有所了解。想要维护幸福的夫妻生活，夫妻要在生理、心理、情绪、精神和道德上相互有满足感，要为对方减少或消除挫折，共同解决生活中的情感危机，主动与爱人沟通，增进感情和信任，珍惜在家的时间，尽力为家庭做贡献。要学会处理婚姻中出现的矛盾和冲突，理解和谦让对方。

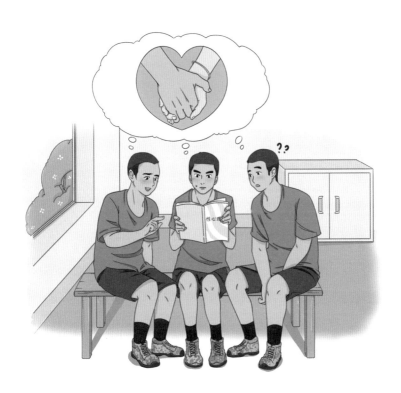

21 遵守操作规程，做好个人防护，可以有效避免和
减少特殊岗位军事作业产生的健康伤害

释义

　　军队人员日常工作岗位和工作环境中可能存在的有害因素，会
影响军队人员的健康，甚至可能造成疾病。常见的有害因素包括：
有毒、有害的化学物质，如化学推进剂、有毒有害气体、粉尘等；
有害的物理因素，如噪声、振动、高低气压、电离辐射等；有害的
生物因素，如布鲁氏菌、炭疽杆菌、森林脑炎病毒等。官兵过量暴
露于上述有害因素中，会对其健康造成损害，如爆震性耳聋、化学
推进剂中毒、自然疫源性疾病等。

　　军队人员应增强自我保护意识，掌握自我防护知识和技能，主
动了解工作岗位和工作环境中可能存在的危害因素，积极采取防护
措施。工作中必须严格遵守各项作业操作规程，树立安全意识，在
作业期间全程、规范、正确使用防护用品，例如防护帽或防护服、
防护手套、防护眼镜、防护口（面）罩、防护耳罩（塞）、呼吸防护
器和皮肤防护用品等。要熟悉常见事故处理方法，掌握安全急救知
识。一旦发生事故，能准确应对，正确逃生、自救和互救。官兵如
需长期接触有害因素，应定期参加健康检查。通过科学、有效的防
护，可以有效避免和减少特殊岗位军事作业产生的健康伤害。

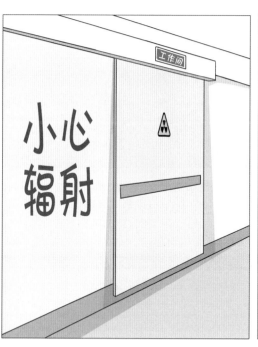

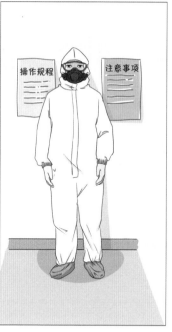

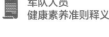

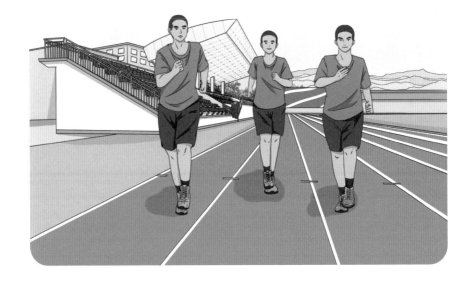

基本健康行为

注重合理膳食，荤素和粗细搭配，饮食少油少盐少糖，不挑食、不偏食、不暴饮暴食、少吃零食

释义

　　合理膳食，即平衡膳食，指通过合理的膳食组成和科学的烹调加工，从膳食中摄入的能量和各种营养素与机体需要保持平衡，既能满足人体生长发育、生理及身体活动的需要，又不存在营养相关的健康问题的膳食或膳食过程。《中国居民膳食指南（2022）》为合理膳食提供了权威的指导。坚持食物多样，合理搭配，多吃蔬果、奶类、全谷、大豆，适量吃鱼、禽、蛋、瘦肉，多样化的合理膳食能满足人体在不同状态下的营养需求，还要做到吃动平衡，以维持健康体重。挑食会使身体缺乏某些营养素，影响健康，军队多样化的膳食能够满足军队人员的营养需求。

　　油摄入过多会增加患肥胖、高脂血症、动脉粥样硬化等慢性疾病的风险。盐摄入过多会增加高血压的患病风险。糖摄入过多会增加超重、肥胖的风险。军队人员应养成清淡的膳食习惯，少油、少盐、少糖。建议每人每天烹调油摄入量 25～30 克，食盐摄入量不超过 5 克（包括酱油、酱菜、酱中的含盐量）；糖摄入量不超过 50 克，最好控制在 25 克以下。

　　合理有度的吃零食既是一种生活享受，又可为身体提供一定的能量和营养素，应选择水果、奶制品、坚果等营养价值高的零食。零食提供的能量和营养素不如正餐均衡全面，因此食用量不宜过多。吃零食的时间应选择在两餐之间，以不影响正餐为宜。

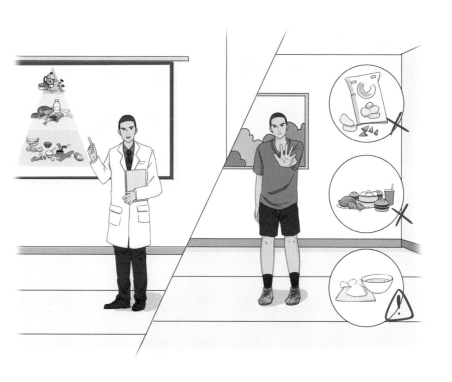

23 不吃不洁净的食物，不吃过期或变质的食品，不食用野生动物

释义

不洁净的食物会引起多种胃肠道疾病，出现胃肠功能紊乱等，严重时还会引起肠道传染病或食物中毒，因此应该杜绝食用不洁净的食物。

食物储存时间过长或者储存方式不当会导致污染或变质，不能再食用。任何食品都有储藏期限，在冰箱里放久了也会变质。购买带包装食品时，要查看生产厂家名称、地址、生产日期和保质期，不购买标识不全的食品。

许多疾病可以通过动物传播，如鼠疫、狂犬病、严重急性呼吸综合征、人感染高致病性禽流感、棘球蚴病、绦虫病、囊虫病及血吸虫病等。野生动物可能携带病原体，官兵应当自觉杜绝捕捉、购买、食用野生动物。

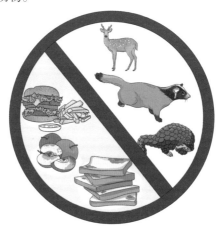

24 注意餐饮节约、文明就餐，使用公勺公筷，实行分餐制

释义

使用公筷、公勺，可以避免共同用餐时个人使用的餐具接触公共食物，是阻断食源性疾病传播的有效方法。例如，幽门螺杆菌感染在我国自然人群中的感染率较高，主要通过共用餐具、洁具传播，如果家人感染了幽门螺杆菌，就可能会在混用餐具时致使其他家庭成员感染。

军队人员应积极参与"文明公筷行动"，使用公筷、公勺，养成定量取餐、按需进食的好习惯；倡导"光盘"行动，自带餐具、打包就餐。居家就餐提倡"餐具专用、合理分餐、使用公筷"；部队集体就餐时，必须对餐具、厨具严格消毒，实行分餐制，或提倡自助用餐。

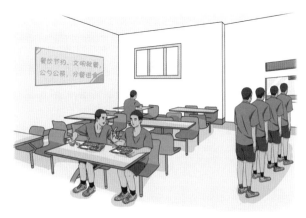

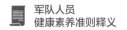
 25 讲究饮水卫生，每天适量饮水，少喝或不喝碳酸饮料

释义

要保持饮用水安全、卫生，首先要保护好饮用水源。分散式给水时，可采用河水分段、分时取水，湖水分区取水，雨水分塘取水等方式，尽量减少对饮用水水源的污染。其次要做好饮用水处理。特别是进行野战及非战争军事行动时，可用水源种类受限，应利用现有的器材和药品对水进行简便、快捷、有效净化及消毒处理，以尽可能降低致病微生物或有毒、有害物质对官兵健康的危害。

充足的饮水是维持健康、保证正常军事作业能力的基础。我军规定，平时在营区，每人每天饮水量 2500～4000 毫升；极端困难时，每人每天饮水量 1500～3000 毫升。在高温高湿条件下从事体力活动时，因机体大量出汗导致水和电解质流失，要适当增加饮水量，同时还要注意合理分配每次饮水量并及时补充电解质。

长期饮用碳酸饮料会引发多种疾病，如代谢性疾病（肥胖、高尿酸血症、高脂血症、糖尿病等）、心血管疾病、骨骼（包括牙齿）疾病、肝肾疾病等。要主动饮水，不要等口渴了再喝水。饮水最好选择白开水，不喝或少喝碳酸饮料。

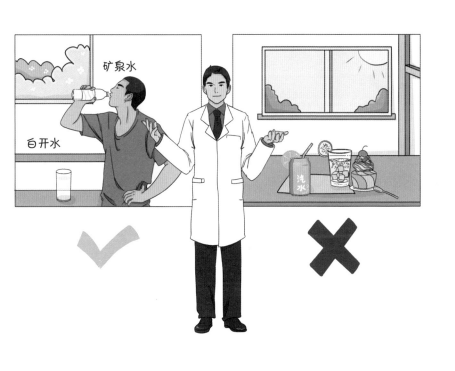

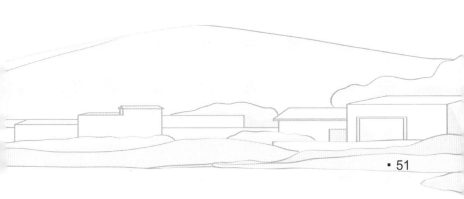

26 少饮酒、不酗酒；不吸烟、早戒烟，特别是不在公共场所吸烟

释义

长期过量饮酒会导致体内多种营养素缺乏，会增加患高血压、脑卒中（中风）等疾病的风险，甚至可导致交通事故及暴力事件的增加，危害个人健康和社会安全；还会导致急慢性酒精中毒、酒精

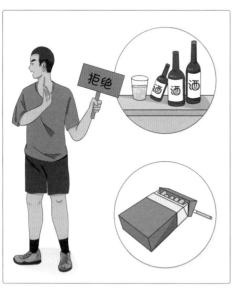

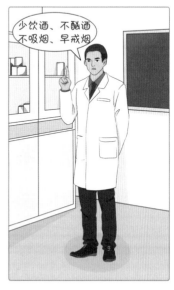

性脂肪肝，甚至酒精性肝硬化。军队人员需严格遵守中央军委提出的"禁酒令"，即"一个不准""十一个严禁"。在允许饮酒的情况下，也应少饮酒，不得酗酒。

吸烟有害健康，戒烟可以显著降低吸烟者肺癌、冠心病、慢性阻塞性肺疾病等多种疾病的发病和死亡风险，并可延缓疾病的进展和改善预后。减少吸烟量并不能降低其发病和死亡风险。对于军队人员，提倡不吸烟、早戒烟。在戒烟过程中可能出现不适症状，必要时可寻求专业戒烟服务，戒烟门诊可向吸烟者提供专业戒烟帮助。二手烟会对他人造成不同程度的伤害，室内工作场所、公共场所和公共交通工具内完全禁烟是保护人们免受二手烟危害的最有效措施，吸烟者应当尊重他人的健康权益，不在上述场所吸烟。

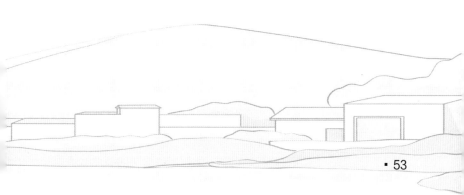

洁身自爱，拒绝黄、赌、毒

释义

黄、赌、毒是严重危害社会和人类健康的三大毒瘤，参与其中，不但会触犯国家的法律和部队的条令，影响人的世界观、价值观、人生观，还会严重危害自己、家庭、部队及社会。军队人员应该洁身自爱，远离并拒绝黄、赌、毒。

"黄"　指组织参与卖淫嫖娼，贩卖或制作传播黄色信息。它不但毒害人们的思想，使之沉迷于享乐世界，影响人的意志和对事业的追求；而且还容易感染艾滋病和性病，严重危害健康。

"赌"　指参与赌博或者组织赌博活动。它通过各种手段，赢取他人的利益，使其从思想意识到财富积累受到莫大的影响和损失，甚至可导致家破人亡。

"毒"　指制造、买卖或吸食毒品。毒品指鸦片、海洛因、冰毒、吗啡、大麻、可卡因，以及国家规定管制的能够使人上瘾的麻醉药品和精神药品。毒品损害大脑机能，易使人产生焦虑、紧张情绪，甚至使人出现错觉和强迫行为。吸毒还会使人体免疫功能下降，甚至易患肝炎、艾滋病等传染性疾病。任何毒品都具有成瘾性，任何人使用毒品都会导致成瘾。因此，永远不要尝试毒品。一旦成瘾，应立即进行戒毒治疗。

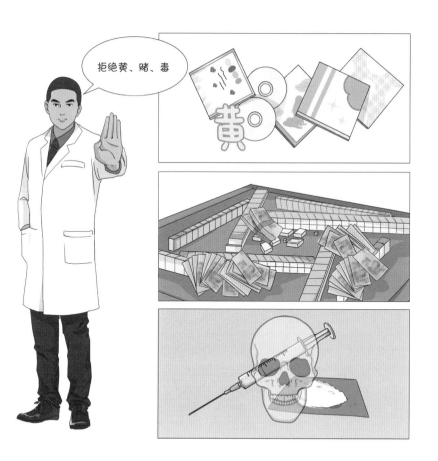

重视心理健康，积极乐观、心态平和，及时调节
抑郁、焦虑等负面情绪，遇到心理问题主动寻求
帮助

释义

每个人都会遇到一定的心理问题，重视和维护心理健康非常
必要。

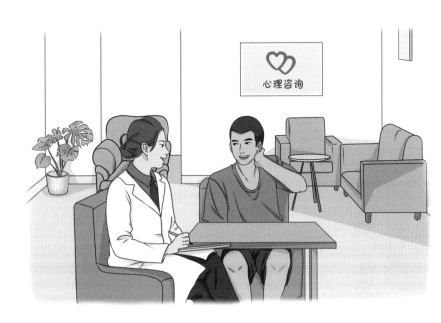

心理问题能够通过调节自身情绪和行为、寻求情感交流和心理援助等方法解决。采取乐观、开朗、豁达的生活态度，把目标定在自己能力所及的范围内，调整对社会和他人的期望值，建立良好的人际关系，培养健康的生活习惯和兴趣爱好，积极参加社会活动等，均有助于保持和促进心理健康。

情绪是人类对于各种认知对象的一种内心感受或态度，是人们对工作、学习、生活环境以及他人行为的一种情感体验。情绪分为积极情绪和消极情绪，过度的消极情绪会对人的身心造成不良影响，严重时可能发展为抑郁症和焦虑症等。一过性或短期的抑郁和焦虑情绪，可通过自我调适或心理咨询予以缓解和消除，不用过分担心。如果怀疑自己患有抑郁症和焦虑症，不要有羞耻感，要主动就医，及时接受规范治疗。抑郁症和焦虑症都是由多种因素造成的心理障碍，不要歧视抑郁症和焦虑症患者。

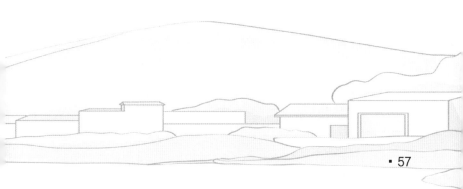

29 勤洗手、勤洗澡、勤理发、勤剪指甲、勤换洗衣物、勤晒被褥，早晚刷牙、饭后漱口，不共用毛巾和洗漱用品

释义

　　部队军营属于集体生活，良好的个人卫生习惯可以预防多种疾病的发生，因此军队人员要严格执行《中国人民解放军内务条令（试行）》和《中国人民解放军卫生条例》，自觉养成良好的个人卫生习惯。

　　勤洗手、勤洗澡、勤理发、勤剪指甲、勤换洗衣物，这不仅是卫生防病的需要，也是对军人仪表的要求。用正确的方法洗手能有效地防止感染及传播疾病，每个人都应养成勤洗手的习惯，特别是制备食物前要洗手、饭前便后要洗手，洗手时，应使用清洁的流动水和肥皂。勤洗头、勤理发、勤洗澡、勤换洗衣物，能及时清除毛发中、皮肤表面、毛孔中的皮脂及皮屑等新陈代谢产物，以及灰尘、细菌，防止皮肤发炎、长癣。勤晒被褥可以利用阳光中的紫外线杀死病原微生物。

　　早晚刷牙、饭后漱口是口腔保健的基本要求。吃东西、喝饮料后要漱口，及时清除口腔内食物残渣，提倡使用牙线，保持口腔卫生。

　　共用毛巾和洗漱用品有可能传染疾病。洗头、洗澡和擦手的毛巾，应保持干净，并且做到一人、一盆、一巾、一用，不与他人共

用毛巾和洗漱用具，以防止沙眼、急性流行性结膜炎（俗称红眼病）等接触性传染病传播；也不要与他人共用浴巾洗澡，以防止感染皮肤病和性传播疾病。

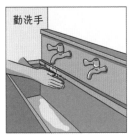

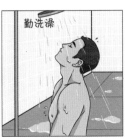

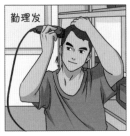

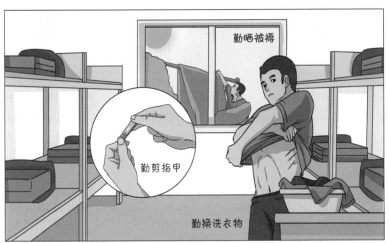

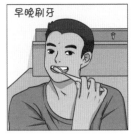

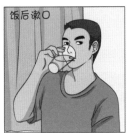

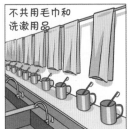

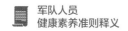

 不乱扔垃圾，不随地吐痰、擤鼻涕，咳嗽、打喷嚏时应当遮掩口鼻

定时清扫垃圾，保持室内外卫生，规范进行垃圾分类。

垃圾共分为 4 类。

（1）可回收垃圾：包括纸类、金属、塑料、玻璃、布料五大类，可通过综合处理回收利用，可以减少污染，节省资源。

（2）厨余垃圾：包括剩菜剩饭、菜根菜叶、果皮等食品类废物，可经生物技术就地处理堆肥，废弃食用油、残枝落叶、开败的鲜花等也归为厨余垃圾。

（3）有害垃圾：对人体健康可能造成损害的垃圾，包括废电池、废日光灯泡、废水银温度计、过期药品、废旧电器、电子产品等，都需要特殊安全处理。

（4）其他垃圾：包括除上述几类垃圾之外的砖瓦陶瓷、骨头、渣土、尘土、卫生间废纸等难以回收的废弃物，可采取卫生填埋，可有效减少对地下水、地表水、土壤及空气的污染。

　　肺结核、流行性感冒、麻疹等常见呼吸道传染病患者可通过咳嗽、打喷嚏、大声说话、随地吐痰、擤鼻涕排出病原体，病原体随着飞沫进入空气，传播给他人。所以，不要随地吐痰、擤鼻涕，咳嗽、打喷嚏时应使用纸巾、手帕、手肘等遮掩口鼻，这也是社会进步、文明的表现。

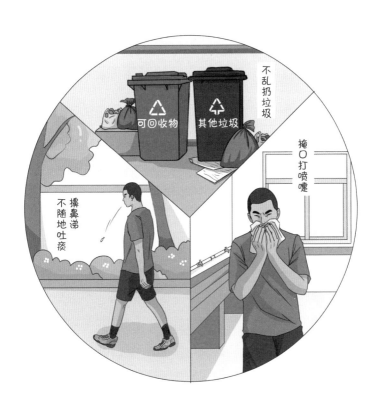

31 按时参加健康体检，了解自身健康状况，加强自我健康管理

释义

健康体检是指运用医学方法和手段，进行健康检查和评估，早期发现疾病线索和健康隐患，并进行健康指导的医疗保障活动，包括体格检查、体适能测试、健康调查、心理检测，以及健康评估与指导等内容。

定期进行健康体检，可及时了解身体健康状况，及早发现健康问题和存在的疾病。对检查中发现的健康问题和疾病应及时就医，加强自我健康管理，有针对性地改变不良行为习惯，减少自身存在的健康危险因素。

军队人员健康体检通常每年安排 1 次，其中，供给制学员和义务兵从服役第 2 年开始，每年安排 1 次；从事饮食服务、饮用水管理工作的军队人员，每半年安排 1 次，粪便培养、肝功化验、胸部透视等必须检查；特勤、涉核、涉毒等特殊作业岗位军队人员，需在年度健康体检基础上，根据需要每半年安排 1 次补充体检；执行作战值班、重大演训、急进高原、长航、远航、国际维和、重大灾害救援和突发公共卫生事件处置等特殊任务的军队人员，应当结合需要，在任务前或任务后安排专项健康体检或者针对性项目检查。军队人员按照性别和年龄区间安排体检项目，特殊环境、特殊作业

岗位及执行特殊任务的军队人员在此基础上还需增加针对性检查项目。军队人员应当按照要求参加年度健康体检，并积极配合体检工作。体检结果必须建立完整的健康档案。

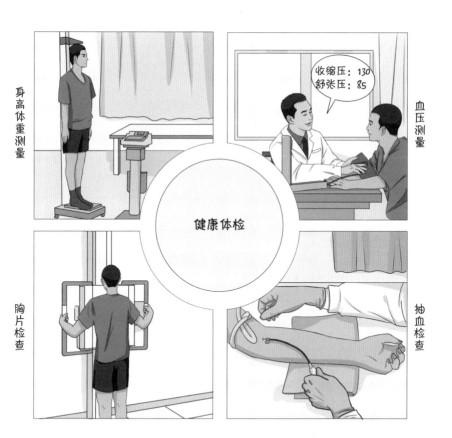

32 科学就医，及时就诊，遵医嘱治疗，理性看待诊疗结果

释义

科学就医是指合理利用医疗卫生资源，选择适宜、适度的医疗卫生服务，有效防治疾病、维护健康。

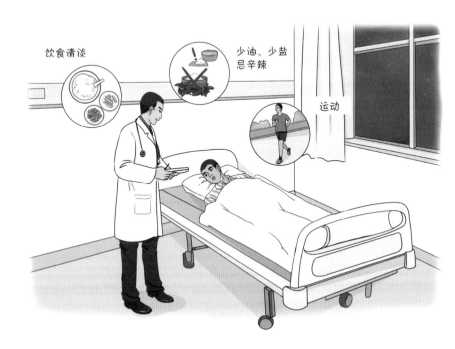

军队人员患病后要及时就诊，避免延误治疗。就医时要携带有效证件、既往病历及各项检查资料，如实向医生陈述病情，遵从医嘱，按时、按量用药，调整饮食和运动，改变不健康的生活方式。不轻信偏方，不主观臆断，更不相信封建迷信。

军队人员应当正确理解医学的局限性，理性对待诊疗结果，积极配合治疗，争取早日痊愈。不要盲目地把疾病引发的不良后果简单归咎于医护人员的责任心和技术水平。如果对诊疗结果有异议，或者认为医护人员有过失，应通过合理、正当渠道予以解决。

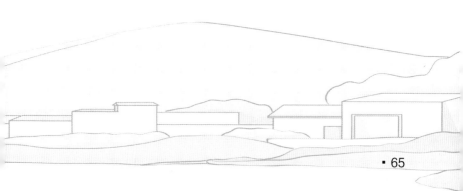

33 合理用药，能口服不肌注，能肌注不输液，在医生指导下使用抗生素或各类处方药

释义

合理用药是指安全、有效、经济、适当地使用药物。用药要遵循能不用就不用，能少用就不多用；能口服不肌注，能肌注不输液的原则。必须注射或输液时，应做到"一人、一针、一管"。任何药物都有不良反应，用药过程中如有不适，要及时报告并咨询医生。

购买药品要选择合法的医疗机构或药店，处方药必须凭执业医师处方购买。服药前，要检查药品有效期，禁止使用过期药品；要妥善存放药品，以防止药物变质或失效。一旦误服药物，要及时携带药品及包装就医。

抗生素等处方药，如滥用，易产生耐药性等不良后果，必须在医生的指导下规范、合理使用。

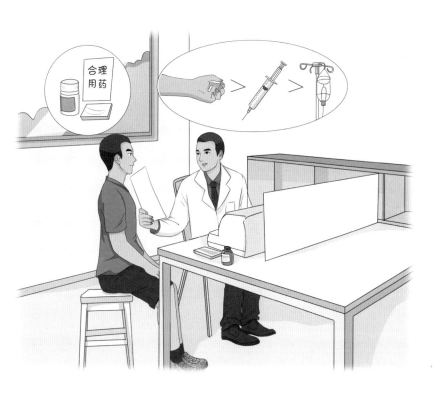

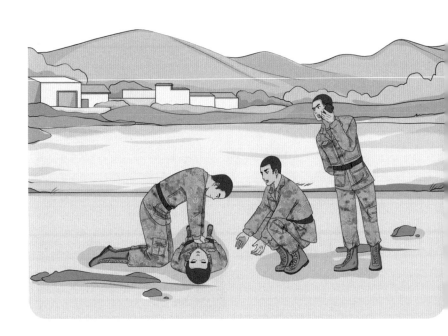

基本健康技能

34 熟练掌握止血、包扎、固定、搬运、通气、心肺复苏等六大战救技术

军队人员应掌握六大战救技术，积极参与自救、互救训练。

止血方法有直接压迫止血、加压包扎止血、填塞止血以及止血带止血。小的伤口只需简单包扎即可止血；出血较多时，如果伤口没有异物，应立即采取直接压迫止血法止血。如果伤口有异物，异物较小时，要先将异物取出；异物较大、较深时，不要将异物拔出，应在止血的同时固定异物。处理出血的伤口时，要做好个人防护，尽量避免直接接触伤员血液。

包扎使用的材料有绷带、三角巾，也可就地取材。包扎时，动作要轻、速度要快、部位要准、包扎要牢固；先覆盖干净敷料，然后进行包扎，不可过紧或在伤口上打结；要暴露指、趾末端，以便观察末梢血液循环情况。

固定的目的是避免伤员受到进一步损伤，减轻伤员疼痛和便于搬运。可以使用夹板、书本或树枝等进行固定。骨折现场不复位，开放性骨折不冲洗，不涂药；固定时要加衬垫；先固定骨折近心端，再固定骨折远心端；暴露肢体末端，随时调整松紧度；要特别注意脊柱骨折和骨盆骨折。

止血、包扎、骨折固定后再进行搬运。一个人运送，可采用扶行法、背负法、爬行法或抱持法；两个人运送，可采用轿杠式或双

人拉车式，还可利用担架搬运。搬运时要根据伤情选择适当的搬运方法，搬运时动作要轻巧、迅速，要随时观察伤病员情况，如有伤病情加重应停止搬运，就地抢救，同时呼叫救护车。运送途中伤病员宜躺卧不宜坐起，呕吐者宜侧卧，昏迷者侧卧或头偏向一侧。行进途中应注意防雨、防暑、防寒和保暖。

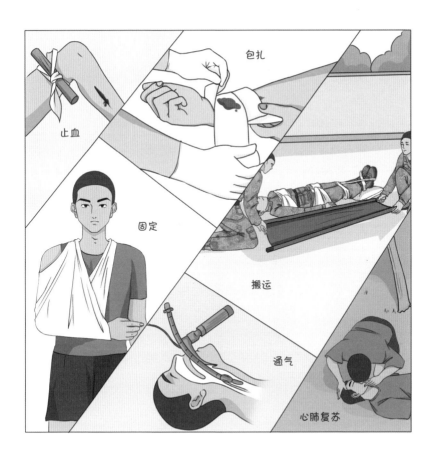

若出现气道阻塞，伤员在数分钟内就会因为缺氧而死亡。如果发现伤员锁骨上窝、肋间隙向内凹陷，胸腹部无上下起伏，嘴唇发紫时，说明伤员通气不畅，应及时实施通气术。首先，应将伤员置于侧卧，压额抬颏，使头向后仰位，用手指清理伤员口腔中的异物。待呼吸正常时，将舌牵出固定，然后方可后送。也可用击背法刺激伤员气道使其咳出异物。

心肺复苏可以在第一时间恢复伤病员呼吸、心跳，挽救伤病员生命，主要用于抢救心肌梗死等危重急症以及触电、急性中毒、严重创伤等意外事件造成的呼吸心搏骤停伤病员。心肺复苏包括3个步骤，依次是胸外心脏按压、开放气道、人工呼吸。胸外心脏按压即救护者将一只手掌根放在伤病员胸骨正中两乳头连线水平，双手掌根重叠，十指相扣，掌心翘起，两臂伸直，以髋关节为支点，用上半身的力量垂直按压。按压深度至少5厘米，按压频率100～120次/分钟，连续按压30次；用仰头举颏法打开气道；用手捏住患者的鼻，口对口进行人工呼吸，吹气时间1秒钟，连续吹2口气。每做30次胸外按压进行2次人工呼吸，连续做5个循环，然后判断伤病员有无呼吸。如果无呼吸，继续做5个循环，直至复苏成功或救护车到来。

35 熟练掌握训练前热身运动及训练后放松恢复方法，能够掌握软组织损伤、骨及关节损伤等常见训练伤的预防、识别和处理方法，能够实施训练性晕厥、运动性猝死和中暑、热射病等急症的现场紧急处置

释义

军队人员应积极参加军事训练，认真做好军事训练伤病的防护工作。

热身是在训练之前，以较小运动量活动肢体，为随后的剧烈身体运动做准备，提高激烈运动的效率和安全性，同时满足人体在生理和心理上的需要，一般进行 5～10 分钟。放松是在剧烈训练之后进行的低强度运动，逐渐降低血压与心率，减少心血管系统疾病发生的可能性，一般进行 10～20 分钟。训练前热身与训练后放松是取得良好训练效果、预防训练伤病的重要措施。

训练伤的发生与不适宜的训练强度、频率和场地等因素密切相关，其发生率新兵高于老兵、冬季高于春季，以骨和关节的损伤发生率较高。

训练性晕厥是指在训练中或训练后由于脑部一时性血供不足或血液中化学物质的变化引起突发性、短暂性意识丧失，肌张力消失并伴跌倒的现象。训练性晕厥是一种仅需对症处理的暂时性功能紊乱，其预防主要包括人员自身准备、训练环境选择和晕厥处理能力

3 个方面。

（1）自身要避免过度的疲劳，保持情绪稳定；运动前应提前做好准备活动，不能突然进行剧烈运动，必须在身体的耐受条件下进行；运动过程中及时补充糖、盐和水，加强医务监督。

（2）在适应性训练没有完成前，应避免在夏季高温、高湿，骤冷骤热或无风的条件下进行长时间的训练。

（3）有晕厥史的要查明晕厥原因，采取有针对性的预防措施。

运动性猝死是指在运动中或运动后即刻出现症状，以及 6 小时内发生的非创伤性死亡，其原因往往是运动过量。预防措施包括开展运动性猝死防治的宣传教育，定期体检，及时发现可能导致运动性猝死的疾病。如果在训练前、训练中、训练后出现较明显的胸闷、胸痛、胸部压迫感、头痛、极度疲劳等症状，应引起足够重视，若症状明显，应及时终止训练，并进行详细的医学检查。当遇到运动性猝死时，正确实施急救：畅通气道、胸外按压和人工呼吸，再用除颤仪除颤。

热射病是由于暴露于热环境和 / 或剧烈运动所致的机体产热与散热失衡，以核心温度升高（＞ 40℃）和中枢神经系统异常为特征，如精神状态改变、抽搐或昏迷，并伴有多器官损害的危及生命的临床综合征。在现场至少实施以下 6 个关键救治步骤：立即脱离热环境、测量体温、快速、有效、持续降温、迅速补液、给予吸氧、控制抽搐。其中，快速、有效、持续降温是最重要的措施。鉴于热射病病情重、进展快，在现场早期处置中推荐"边降温边转运"原则，当降温与转运存在冲突时，应遵循"降温第一，转运第二"的原则。在转运后送过程中做到生命体征监测和有效持续的降温。

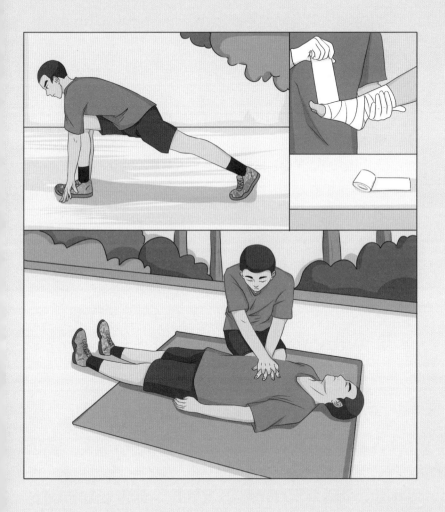

高原条件下，掌握皲裂、晒伤、感冒、高原肺水肿等常见疾患的预防方法

释义

医学上，通常将海拔高度超过 3 000 米，能产生明显生物学效应（机体反应）的地区称为高原。高原具有低氧、低温、昼夜温差大、太阳辐射强、干燥、风大、自然灾害频发等特点，严重影响高原部队官兵的健康与训练。

空气湿度低会引起皮肤干燥，皮肤和口唇皲裂，鼻黏膜发生炎症、溃烂，引起鼻出血。此外，空气干燥还会使人体从皮肤和呼吸道失去更多水分，机体更容易发生脱水。可以通过每天温水洗净患处后适量涂抹滋润类的药膏或唇膏等缓解症状。

高原地区太阳辐射强，长时间室外作业或训练时，眼睛和皮肤容易受到紫外线的伤害，发生日光性眼炎和日光性皮炎。日光性皮炎是正常皮肤经暴晒后产生的一种急性炎症反应，是发生率较高的一种疾病，应注意防晒，可使用防晒霜等涂抹在皮肤裸露部位。

进入高原前，应消除对高原的恐惧心理。可提前服用红景天等预防药。条件允许时，可减缓进入高原时海拔增高的速度，选择中间海拔地区，进行阶梯性高原习服。进入高原后，应避免无谓的体能消耗，保证良好的休息和睡眠，多饮水，少吸烟，不饮酒。进入高原前后应注意防寒保暖，以预防感冒。

高原肺水肿和高原脑水肿多由急性高原反应进展而来，应积极预防和治疗急性高原反应。高原肺水肿和高原脑水肿的早发现与早治疗非常重要，应重视这两种疾病早期症状，高原部队官兵可通过"肺三联"口诀（即发热、咳嗽、血氧低）进行自我预警，及早采取休息、吸氧、服药、向低海拔地区撤离等干预措施，避免疾病的进一步加重。根据官兵适应情况，适时调整训练强度。

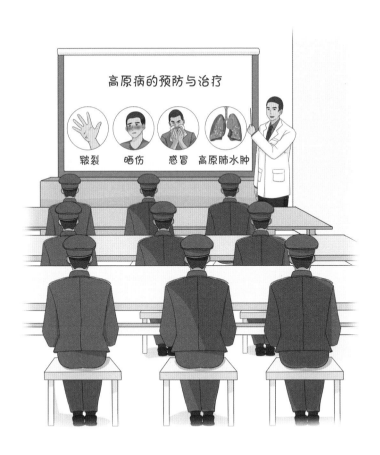

高寒条件下，掌握冻伤、雪盲、一氧化碳中毒、感冒等常见疾患的预防方法

释义

寒区气候特点为：气温低、寒期长、温差大、寒潮多，绝对湿度低、相对湿度高，雪期长、积雪深、积雪期长，结冰期长、冻土层厚，风速高、风冷指数大。寒区的气候特点主要是由低温决定的。

冻伤是由于环境温度较低，导致局部组织，特别是四肢末端、耳郭或颜面部等暴露部位冻结和融化引起的损伤。人体在极低温度环境下过久停留，可导致全身冻伤。预防冻伤应进行耐寒锻炼，以提高耐寒能力；适时采取防寒保暖措施；保护好易冻部位，执勤前应注意戴好手套、耳罩，穿厚袜、棉鞋等，如衣服鞋袜潮湿需及时更换或烤干；尽量保证吃热饭、喝热水；尽量避免在严寒、大风、潮湿条件下长时间站立不动。冻伤的处理应迅速撤离冷环境，撤离过程中注意保温，最好保持在 22～25℃；恢复温度原则是由里到外，由躯干到四肢，切忌先行四肢复温；可采用全身浸浴法，浴水温度保持 35～42℃；应适当局部涂抹冻疮膏，并无菌包扎；冻伤的肢体给予保暖、抬高、限制活动，救治时严禁用火烤、用雪搓，以及用冷水浸泡或猛力捶打患部；应给予伤员热饮料，以增加其体内热量，加速其血液循环，并及时送医。

大量积雪因反射作用会使得紫外线更强，角膜和结膜吸收紫外线后引起的眼部损伤称为雪盲。雪盲的预防方法包括：佩戴防雪盲症的护目镜；应急情况下可用黑布遮住双眼；适当补充维生素 A、复合维生素 B、维生素 C 和维生素 E 等；减少用眼，尽量休息，用湿毛巾冷敷，不要用手揉眼睛，切记不要热敷，高温会加剧疼痛；严重者可服吲哚美辛片，每次 1 片，每日 3 次；野外紧急情况下如果找不到应急药品，可用新鲜母乳或鲜牛奶滴眼，每次 5~6 滴，每隔 3~5 分钟滴 1 次。

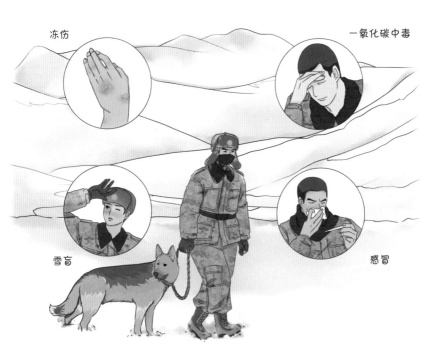

冻伤

一氧化碳中毒

雪盲

感冒

使用煤炉、煤气炉或液化气炉取暖时，由于通风不良、供氧不充分或气体泄漏，可引起大量一氧化碳在室内蓄积，导致人员中毒。预防一氧化碳中毒，要尽量避免在室内使用炭火盆取暖；使用炉灶取暖时，要安装风斗或烟筒，密封烟道，定期清理烟筒；安装使用一氧化碳报警器。如发生煤气泄漏，应立即关闭阀门、打开门窗，使室内空气流通。煤气中毒后，轻者感到头晕、头痛、四肢无力、恶心、呕吐，重者可出现昏迷、体温降低、呼吸短促、皮肤青紫、唇色樱红、大小便失禁，抢救不及时会危及生命，应立即把中毒者移到室外通风处，解开衣领，保持呼吸顺畅。对于中毒严重者，及时送医救治。

寒区人体散热快，冷空气吸入呼吸道，可直接诱发呼吸道疾病，如感冒等。在高寒环境下，预防各类疾患最有效的措施就是防寒保暖。

高湿高热条件下，掌握皮肤病、消化道疾病、有害生物叮咬和中暑等常见疾患的预防方法

　　高湿高热环境通常指温度 ≥ 32℃，湿度 ≥ 60%。高湿高热环境下，很容易导致晒伤、热疹等皮肤病的发生。晒伤主要是因为皮肤无保护地暴露于强紫外线日光下，导致皮肤发红、疼痛，严重者出现水疱、脱皮，使人不舒服、刺痛，影响皮肤散热能力，甚至引起一些其他更严重的热相关疾病。出现晒伤后应移至阴凉处，冷敷或用凉水浸泡，涂抹护肤液，利用麻醉剂镇痛。为避免晒伤应保持适度穿戴，避免裸露皮肤暴露于强紫外日光下，有条件者可涂抹防晒霜。湿热环境是热疹出现的主要原因，着装不透气、汗液不能蒸发，以及汗腺管道堵塞均易导致热疹出现。主要表现为全身红疹、瘙痒，搔抓破溃后易出现皮肤感染。出现热疹后可冷敷或凉水浸泡，保持患处干燥，用药物处理瘙痒及感染，热环境作训时服装宜宽松、透气，训练过度出汗后应及时冲凉擦洗，注意保持个人卫生，及时更换内衣裤。

　　高湿高热环境下很容易滋生细菌，如不注意卫生，易发生细菌性痢疾、细菌性食物中毒、急性肠胃炎等消化道疾病。做到勤洗手，保持室内外环境清洁，做好防蝇、防蟑螂等必要措施；不喝生水、不吃不洁变质的食物，隔夜冷藏食品要加热煮透。同时，高湿高热环境也为蚊虫提供了适宜的滋生环境，容易造成叮咬袭扰、传播疾病。

　　中暑是高湿高热引发的体温调节中枢功能障碍、汗腺功能衰竭和体内的水、电解质丧失过多，而产生的以心血管和中枢神经系统功能障碍为临床表现的急性疾病。发病诱因包括环境温度和湿度过高，训练产热增加，衣服不透气所致散热障碍等。中暑先兆表现为头晕、耳鸣、眼花、口干、面色潮红、皮肤干热等症状。出现中暑先兆时，应及时脱离高温环境，转至阴凉环境，补充淡盐水后，短时间内即可恢复。轻度中暑表现为头晕、恶心、肌肉痉挛、四肢乏力等症状。出现轻度中暑，应及时休息和药物对症处理，3～4小时后可缓解。重度中暑包括热痉挛、热衰竭和热射病，可表现为肌肉痉挛、血压下降、剧烈头痛、恶心呕吐、呼吸困难、意识模糊、晕倒等症状。轻度中暑及时进行降温治疗；重度中暑后果严重，应及时送医院抢救。

进行耐热锻炼是一项行之有效的基本防中暑方式。训练前需做好相应准备，做到自我管理，知己知彼；科学补充水盐，原则为水要补够，盐要合理；随时注意自己的感受，战友间要注意相互观察，如果身体不适，及时报告。

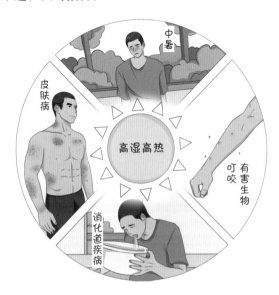

野外生存条件下，掌握选择适合饮用水和可食用野菜、野果的基本方法

释义

水是构成人体、维持生命的重要物质。战时或在野外条件下，可以根据植物的生长情况或动物、昆虫等的活动情况寻找水源，一般按照深井水→泉水→浅井水→山溪水→江河水→湖水→水库水→池塘水→雨水或雪水的先后顺序选择合适的水源。战时选择水源时，应注意掩蔽、易于伪装，不在炮火射程、空袭目标附近，符合离驻地较近、交通方便、采水容易、水量充足、远离污染源等要求。对不符合饮用水卫生要求的水源需先进行净化消毒，可使用明矾、聚合氯化铝或者仙人掌、马齿苋等天然植物进行混凝沉淀，饮用前必须使用漂白粉、饮水消毒片、饮水消毒丸或有机碘片等进行消毒并煮沸。

野生植物的营养价值很高，含有多种维生素和矿物质，而且富含蛋白质和碳水化合物，是军人在野战条件下，为求生存而采食的应急食物，主要包括野果、野菜、蘑菇、藻类等。可食性植物对人体不会有太大的不良影响，而不可食性植物则可能使人中毒，生理功能严重失调，甚至死亡。所以，必须掌握对一般植物的鉴别方法。

（1）察看：植物的根、茎、叶折断后，若有带色浆液或胶质黏液流出者，大多有毒，不可食用；白色或者金黄色的浆果一般具有毒性；红色浆果接近一半具有毒性；蓝色或黑色浆果通常是无毒的。

颜色鲜亮的菌类，形状奇特的野果以及盖上有肉瘤、菌柄上长有菌环或菌托的野生菌都不能吃。

（2）嗅闻：切下植物根部或某部的一小块放鼻前闻闻，如果有特殊或刺激性气味、酸味、香味等，可能有毒，应慎重食用。

（3）涂抹：稍稍挤榨一些汁液滴涂在体表的敏感部位，如肘或腕关节内侧，通常15分钟就足够产生反应。在上述试验无异常的基础上，可取一小块植物用嘴唇的外表面试验是否有灼热或发痒的感觉。

（4）煮熟察看：煮熟后尝味，若有明显的苦涩味或其他怪味则多表示有毒，涩味表示可能有致癌物单宁，苦味则可能含有生物碱、苷等苦味物质。对于自己不熟悉的植物，不可随便食用；应充分加热后才能食用。

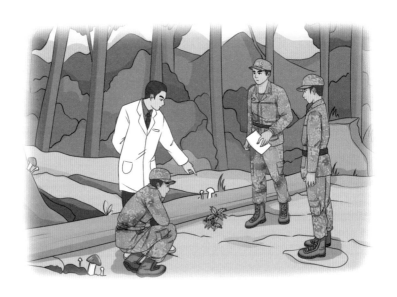

40 能够正确获取、理解、甄别、应用健康信息

释义

健康信息是指与健康有关的所有健康或疾病知识、健康消息、健康数据、事实与资料。军队人员应当有意识地关注这类信息，遇到健康问题时，能够积极、主动地利用现有资源获取相关信息。对于各种途径传播的健康信息能够判断其科学性和准确性，不轻信、不盲从，优先选择国家、地方和军队卫生行政部门、卫生专业机构、官方媒体等正规途径获取健康信息。对甄别后的信息能够正确理解，并自觉将其应用于日常生活，维护和促进自身及战友健康。

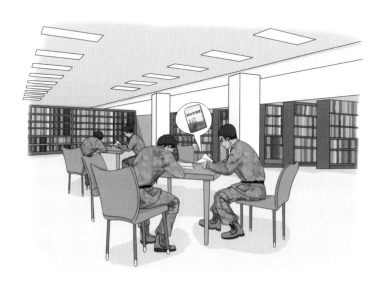

41 能够看懂食品、药品、保健品的标签和说明书

释义

部队官兵在选择使用食品、药品和保健品时要主动阅读标签及说明书，看懂说明书和标签上重要的信息，如有困惑和不理解，应及时寻求专业帮助。

食品的标签、标示应包括食品名称、配料表、净含量和规格，生产者和/或经销者的名称、地址和联系方式，生产日期和保质期、贮存条件、食品生产许可证编号、产品标准代号及其他需要标示的内容。

药品的标签是指药品包装上印有或者贴有的内容，分为内标签和外标签。药品内标签指直接接触药品的包装的标签，外标签指内标签以外的其他包装的标签。药品的内标签应当包含药品通用名称、适应证或者功能主治、规格、用法、用量、生产日期、产品批号、有效期、生产企业等内容。药品外标签应当注明药品通用名称、成分、性状、适应证或者功能主治、规格、用法、用量、不良反应、禁忌、注意事项、贮藏方法、生产日期、产品批号、有效期、批准文号、生产企业等内容。

非处方药是可以自行判断、购买和使用的药品。非处方药分为甲类非处方药和乙类非处方药，分别标有红色或绿色"OTC"标记。

保健品的标签和说明书上不得有明示或者暗示治疗作用以及夸大功能作用的文字，不得宣传疗效作用。必须标明主要原（辅）料，功效成分或标志性成分及其含量，保健作用和适宜人群、不适宜人群，食用方法和适宜的食用量，规格，保质期，贮藏方法和注意事项，保健食品批准文号，卫生许可证文号及保健食品标志等。

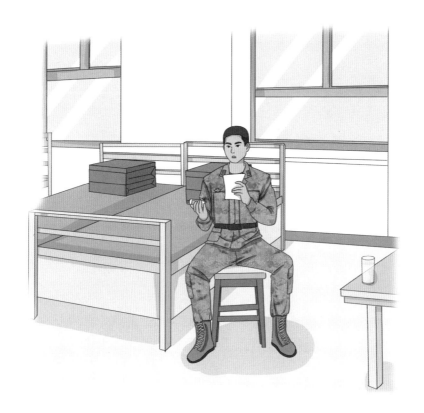

42 能够准确识别常见的危险标识，如高压、易燃、易爆、剧毒、放射性、生物安全等

释义

　　危险标识由安全色、几何图形和图形符号构成，用以表达特定的危险信息，提示人们在周围环境中有相关危险因素存在。常见的危险标识包括高压、易燃、易爆、剧毒、放射、生物安全等。

　　识别常见危险标识，远离危险，保护自身安全。但要注意，危险标识只起提醒和警告作用，它本身不能消除任何危险，也不能取代预防事故的相应设施。

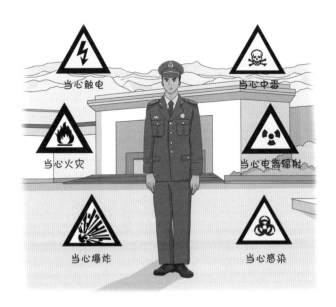

43 **会正确测量脉搏、腋下体温**

释义

（1）脉搏测量方法：将示指、中指和无名指指腹平放于手腕桡动脉搏动处，计1分钟搏动次数。正常成年人安静状态下脉搏次数为60~100次/分。

（2）腋下体温测量方法：先将水银体温计度数甩到35℃以下，再将体温计水银端放在腋下中心位置后夹紧，测量10分钟后取出读数。

水银体温计正确读数方法：用手拿住体温计的玻璃端，即远离水银柱的一端，使眼睛与体温计保持同一水平线，然后慢慢转动体温计，从正面看到很粗的水银柱时就可读出相应的温度值。读数时注意不要用手碰到体温计的水银段，否则会影响水银柱的读数而造成测量不准。成年人正常腋下体温为36~37℃。也可使用电子体温计进行测量。

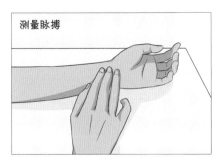

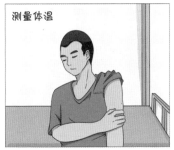

44 会正确使用安全套，减少感染性病的危险

释义

　　正确使用安全套，一方面，可以避免接触含有病原体的体液，减少感染艾滋病、乙肝和大多数性传播疾病的风险；另一方面，可以阻断精子与卵子的结合，防止意外怀孕。

　　要选择在有效期内、无破损、大小合适的安全套，掌握安全套的正确使用方法，无生育意愿的正常夫妻应该坚持每次性生活全程正确使用安全套，性生活后要检查安全套有无破裂或脱落。注意不要重复使用安全套，每次使用后应打结丢弃。

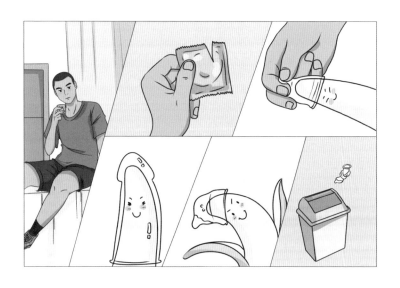

45 发生火灾时，用湿毛巾捂住口鼻、低姿逃生，拨
打火警电话119

突遇火灾时，如果无力灭火，应当不顾及财产、迅速逃生。由
于火灾会产生炙热、有毒的烟雾，所以在逃生时，不要大喊大叫，
应当用潮湿的毛巾或者衣物等捂住口鼻，用尽可能低的姿势，有秩
序地撤离现场。不可乘坐电梯，不要选择跳楼。

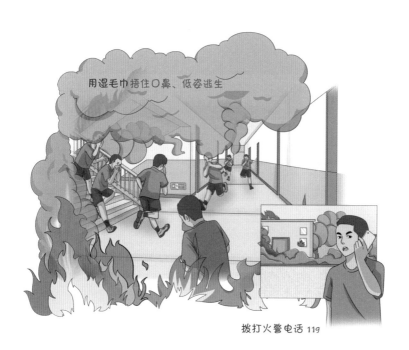

拨打火警电话119

营区应按规定配备灭火器材，以及应急逃生绳、简易防烟面具、手电筒等火灾逃生用品。进入商场、宾馆、酒楼、影院等公共场所时，应首先熟悉安全通道，以备发生火灾时迅速从安全通道逃生。

发现火灾，应立即拨打"119"火警电话报警。尽量准确报告失火地址、火势大小、起火原因等详细信息，如是否有人被困，是否发生爆炸或毒气泄漏等。在说不清具体地址时，要说出地理位置、周围明显建筑物或道路标志。

46 **抢救触电者时，首先要切断电源，不要直接接触触电者**

释义

在施救触电者之前，首先要做好自我防护。在确保自我安全的前提下，立即关闭电源，用不导电的物体如干燥的竹竿、木棍等将触电者与电源分开。救助者千万不要直接接触触电者的身体，以防止发生触电。

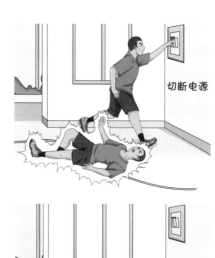

切断电源

学习掌握安全用电知识。正确使用家用电器，不超负荷用电，不私自接拉电线，不用潮湿的手触摸开关和插头，远离高压线和变压器。雷雨天，不站在高处、不在树下避雨、不接打手机、不进行户外运动。

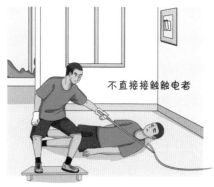

不直接接触触电者

47 发生地震时，能够因地制宜选择正确避震方式，掌握灾后自救互救方法

释义

地震时，身处平房或低层楼房的人员，应迅速跑到室外空旷处。身处楼房高层的人员，要迅速躲在坚固的家具旁、承重墙的内墙角或开间小的房间，远离门窗、外墙、阳台，不要跳楼，不要乘坐电梯，关闭电源、火源。室外逃生时，要避开高大建筑物、玻璃幕墙、立交桥、高压电线等易发生次生灾害的地方。

如果地震被埋，要坚定生存信念，保存体力，不要大喊大叫。可用砖头、铁器等击打管道或墙壁发出求救信号。震后不要立即返回建筑物内，以防余震发生。

震后救护伤员时，要立即清理伤员口鼻中的异物，保持其呼吸道通畅。对伤员出血部位及时止血、包扎，对骨折部位进行固定。

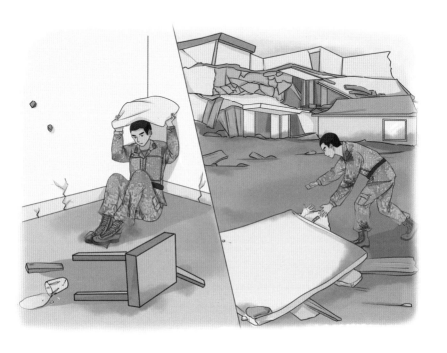

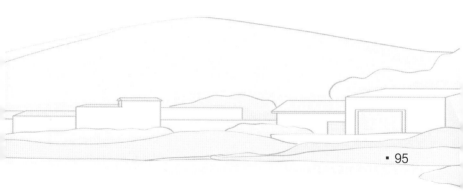

抢救溺水者时，能够正确实施吐水急救、人工呼吸、心肺复苏等操作

释义

　　野外作业时，不要轻易单独下水。游泳场所最好是管理规范的游泳池，不提倡私自在池塘、湖等天然水域游泳，下雨时不宜在室外游泳。下水前，应认真做好准备活动，以免下水后发生肌肉痉挛等问题。水中活动时，要避免打闹、跳水等危险行为，如有不适应立即呼救。在进行水上活动和训练时，应有专职救生员全程监护，并配备合格的救生设备。

　　发现有人溺水时，应客观评估自身能力，做好自我防护后再实施救援。自我能力不足时，应积极寻求帮助，不要盲目下水施救。将溺水者救上岸后，须清理其口鼻异物，保持其呼吸道畅通并实施吐水急救；若溺水者无呼吸心跳，应立即对其实施人工呼吸及心肺复苏。

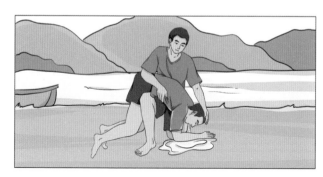

吐水急救

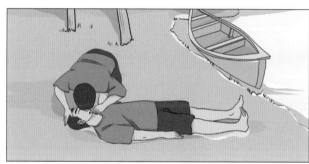

人工呼吸

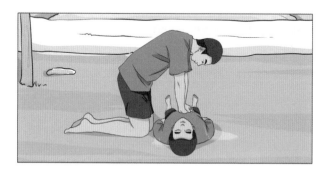

心肺复苏

笔记页